Presión arterial a:

40 súper-alimento que naturalmente bajará su presión arterial

Autor

Arnold Yates

Presión arterial a

Tabla de contenido

Introducción

La presión arterial se refiere a la fuerza ejercida en las paredes arteriales cuando el corazón bombea la sangre. La gran cantidad de fuerza sobre las paredes de las arterias durante un período sostenido de tiempo se conoce como presión arterial alta.

Presión arterial alta o hipertensión es uno de los problemas de salud más comunes asociados con el estilo de vida. El problema es más común en los adultos mayores que en las generaciones más jóvenes.

Estimaciones recientes de la American Heart Association (AHA) indican que 65 millones de estadounidenses adultos que traducen a aproximadamente 1 de cada 3 personas tienen presión arterial alta. La condición es más común y más grave en las poblaciones afroamericanas en comparación con la población caucásica.

La presión arterial alta es igualmente frecuente en otras partes del mundo y se estima que mata a 1 billón de personas en todo el mundo. Con el moderno estilo de vida salpicada por mala alimentación y sedentarismo, poco a poco está aumentando la prevalencia de hipertensión arterial.

Presión arterial normal se denota como 120/80 mmHg. El mayor número (120) se refiere a la presión arterial sistólica cuando el corazón bombea con fuerza la sangre a través de las arterias. La figura inferior da una lectura de la presión diastólica que es la presión cuando el corazón descansa entre latidos.

Si la lectura de la presión arterial es siempre ligeramente mayor que 120/80 mmHg, la condición se denomina prehipertensión que coloca a personas en alto riesgo de desarrollar presión arterial alta. Pasos deben tomarse para prevenir la presión arterial alta se convierta en la condición completamente quemada.

La hipertensión arterial se diagnostica de una lectura superior a 140/90 mmHg y se refiere a menudo como el asesino silencioso y con razón. Más a menudo se pasan desapercibido y no tiene síntomas abiertamente identificables. Profesionales médicos clasifican la hipertensión arterial en dos etapas: la etapa I de alta presión de la sangre de lecturas de 140-159/90-99 e hipertensión estadio II lecturas 160/100 o superior. La hipertensión arterial está relacionada con otras condiciones de salud graves tales como ictus, cardiopatía coronaria, insuficiencia renal, ataque al corazón y otros problemas de salud y riesgos.

Es importante para las personas con presión arterial alta entender la condición y las formas a través del cual pueden gestionar con eficacia la condición y también prevenir la condición, en su caso. La información también es útil para los cuidadores y personas que viven con los pacientes de hipertensión arterial.

Capítulo uno:

Qué causas la hipertensión a

Las causas exactas de la presión arterial alta no son conocidas pero se han identificado una serie de factores en el desarrollo de la condición.

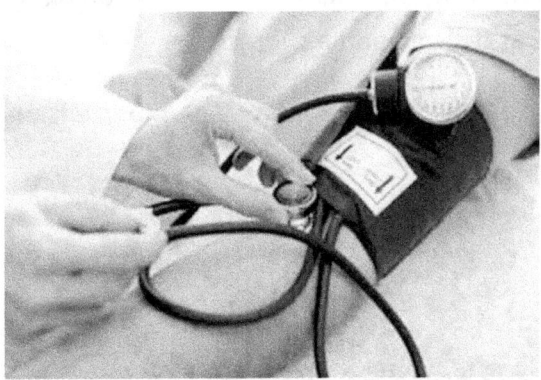

Fig: Lecturas de la presión arterial

Hay dos tipos de hipertensión arterial dependiendo de la causa.

I. primaria esencial hipertensión-la hipertensión que no tienen una causa identificable. Puede sin embargo ser ligado a un número de factores de riesgo y se desarrollan gradualmente durante los años.

II. secundaria hipertensión – es la hipertensión causada por un subyacente de la salud. Hipertensión secundaria a menudo aparece de repente y está vinculada a mayores lecturas de presión arterial en comparación con la hipertensión esencial. Las condiciones más comunes asociadas con la hipertensión arterial secundaria son defectos congénitos de los vasos sanguíneos, apnea obstructiva del sueño, problemas de tiroides, problemas renales y problemas de la glándula suprarrenal.

Tenemos un vistazo a las causas comunes de hipertensión arterial.

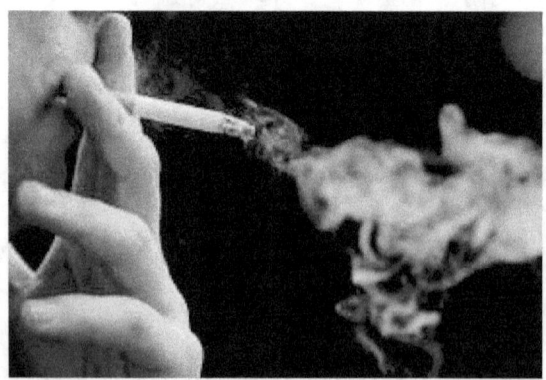

a) Fumar, el consumo de tabaco o de fumar o masticar es conocido por causar un aumento temporal de niveles de presión arterial. Nicotina junto con otros productos químicos en el tabaco destruirá en el largo plazo las paredes arteriales que hace las arterias. El efecto resultante es que la presión arterial tiende a aumentar. Efectos similares también son causados por el humo de segunda mano.

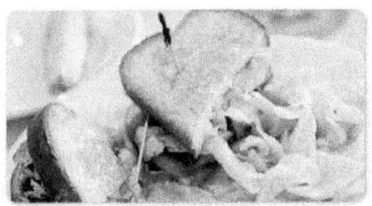

Una dieta alta en sodio y baja En el valor nutricional te pone Mayor riesgo de HTA.

b)

dieta de la mayoría de los restaurantes de comida rápida y alimentos horneados – llevan una doble amenaza de causar obesidad debido al contenido alto de calorías y la amenaza de llevar demasiada sal ya que la mayoría de los ingredientes es los alimentos procesados. Estas dos amenazas tienen un profundo efecto en los niveles de presión arterial.

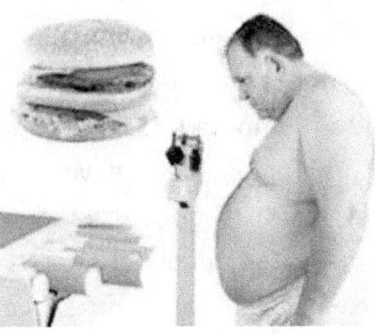

c) estar con sobrepeso u obesidad aumenta el riesgo de desarrollar presión arterial alta. Índice de masa corporal (IMC) entre 25 y 30 se considera sobrepeso. Índice de masa corporal sobre 30 es considerado obeso. Cerca de dos tercios de los adultos estadounidenses tienen sobrepeso u obesidad. Sobre uno de tres niños de los Estados Unidos las edades 2 a 19 años tienen sobrepeso u obesidad. Exceso de peso aumenta la tensión sobre el corazón, eleva los niveles de colesterol y triglicéridos sanguíneos y reduce los niveles de HDL colesterol (bueno). También puede hacer más propensas a desarrollar diabetes. Perder tan poco como 10 a 20 libras puede ayudar a reducir la presión arterial y el riesgo de enfermedades del corazón. Para adelgazar saludablemente y con éxito — y mantenerlo, mayoría de la gente necesita restar unas 500 calorías diarias de su dieta para perder alrededor de 1 libra por semana.

d) falta de actividad física aumenta el riesgo de la obesidad y la hipertensión arterial. Personas que no son físicamente activas tienden a tener tasas más altas de corazón. Hoy en día, las rutinas diarias se caracterizan por horas de sentarse en un escritorio usando Computadoras y navegar por internet, ver programas de televisión y con innumerables dispositivos de ahorrador que en efecto significa que usted puede fácilmente caer en inactividad. Pero hacerse cargo de su condición física a través del ejercicio puede ser una de las mejores maneras de prevenir la hipertensión arterial.

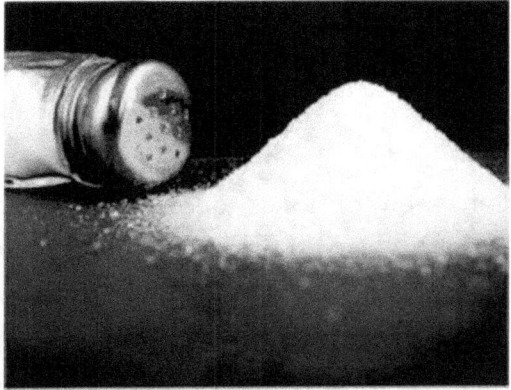

e) 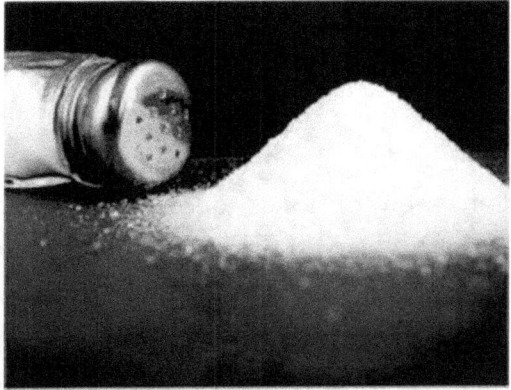 demasiada sal se asocia con la alta incidencia de la hipertensión esencial. Sal hace que su cuerpo mantenerse en el agua. El agua extra almacenada en tu cuerpo eleva la presión arterial. Hipertensos son sensibles a altas cantidades de sal que aumenta la presión arterial debido a la retención de líquidos.

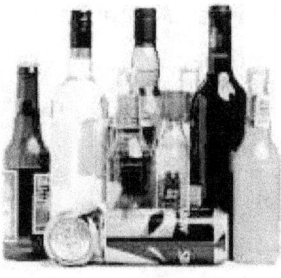

f) demasiado consumo de alcohol daña el corazón. No debe ser más de dos bebidas al día para los hombres y más de una beben al día para las mujeres. Consumo concentrado repetida puede conducir a aumentos a largo plazo en la presión arterial. El alcohol también contiene una gran cantidad de calorías y puede contribuir al aumento de peso no deseado, un factor de riesgo para hipertensión arterial.

g) altos niveles de estrés conducen a un aumento temporal en la presión arterial y pueden agravar problemas en personas que ya tienen presión arterial alta. En situaciones de estrés, el cuerpo produce hormonas que aumentan temporalmente la presión arterial, haciendo que su corazón palpite más rápido y sus vasos sanguíneos para reducir.

h) el género es otra causa de la presión arterial alta. Los hombres más adultos en comparación con las mujeres tienen presión arterial alta. Sin embargo, las mujeres más jóvenes entre las edades de 18 y 59 años tienen más probabilidades en comparación con los hombres de edad similar para conocer y buscar tratamiento para la presión arterial. Las mujeres mayores de 60 años tienen la misma probabilidad que los hombres de ser consciente de y que buscan tratamiento para la presión arterial alta. La única diferencia es que el control de la presión arterial es menor en las mujeres mayores de 60 años que en los hombres del mismo grupo de edad.

i) genética factores – factores genéticos probablemente jugar algún papel en la hipertensión arterial, enfermedad cardíaca y otros relacionados con las condiciones. Se han identificado numerosos genes que causan presión arterial alta, especialmente los que alteran el sistema renina-angiotensina. Sin embargo, también es probable que personas con antecedentes familiares de hipertensión arterial compartan entornos comunes y otros factores que aumentan su riesgo.

El riesgo de presión arterial alta puede aumentar aún más cuando la herencia se combina con opciones de estilo de vida poco saludables, como fumar cigarrillos y comer una dieta poco saludable.

j) antecedente de hipertensión arterial – es más propensos a tener presión arterial alta si tienen otros miembros de su familia, o han tenido, la presión arterial alta.

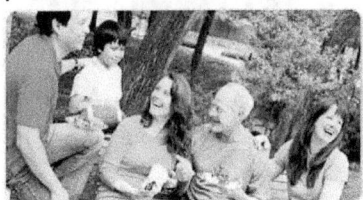

Color de ojos no es su único Rasgo hereditario. Usted puede También comparten un riesgo para la HTA

Miembros de la familia tienen mucho en común. Comparten genes, conductas, estilos de vida y ambientes que pueden influir en su salud y su riesgo de presión arterial alta. La presión arterial alta puede funcionar en una familia, y el riesgo de presión arterial alta puede aumentar basado en su edad y su raza u origen étnico.

k) la menopausia – la presión arterial aumenta generalmente después de la menopausia. El inicio de la menopausia se asocia con cambios hormonales que tienden a causar o están asociados con presión arterial alta. Cambios hormonales relacionados con la menopausia en las mujeres pueden conducir a aumento de peso y hacer que su presión arterial más reactivo a la sal en su dieta. Además, algunos de los tipos comunes de la terapia hormonal utilizada para la menopausia pueden contribuir a aumentos en los niveles de presión arterial.

l) falta de o insuficiente vitamina D en su dieta puede afectar una enzima producida por los riñones que regulan la presión arterial lleva a la hipertensión arterial. Potasio afecta el equilibrio de líquidos en el cuerpo.

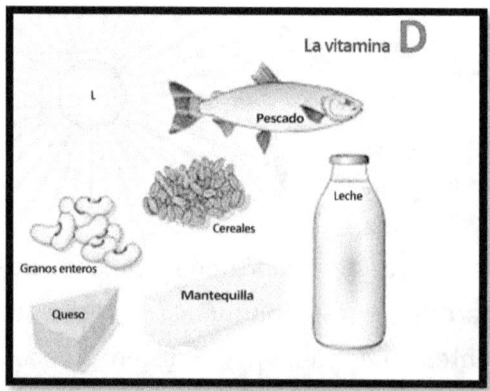

Fig: Fuente de vitamina D

Ingesta de potasio insuficiente en la dieta puede conducir a la acumulación de demasiado sodio en las células dando lugar a retención de líquido y que causa presión arterial alta. Demasiado potasio puede ser perjudicial especialmente en personas con trastornos renales. Enfermedad renal crónica provoca presión arterial elevada. Personas con enfermedad renal son más probabilidades de desarrollar presión arterial alta, enfermedades del corazón, o tener un accidente cerebrovascular.

m) suprarrenal y trastornos de la tiroides se reconocen como causas de hipertensión secundaria. Personas con hipotiroidismo tienen dos veces el mayor riesgo de desarrollar hipertensión en comparación con las personas normales. Cantidades bajas de hormona tiroidea pueden ralentizar el latido del corazón que afecta bombea flexibilidad de pared de fuerza y los vasos sanguíneos. Ambos conducirá a un aumento en los niveles de presión arterial.

n) apnea del sueño es una condición de sueño asociada con la hipertensión arterial. La apnea del sueño se caracteriza por la cesación de la respiración debido a vías aéreas de bloque.

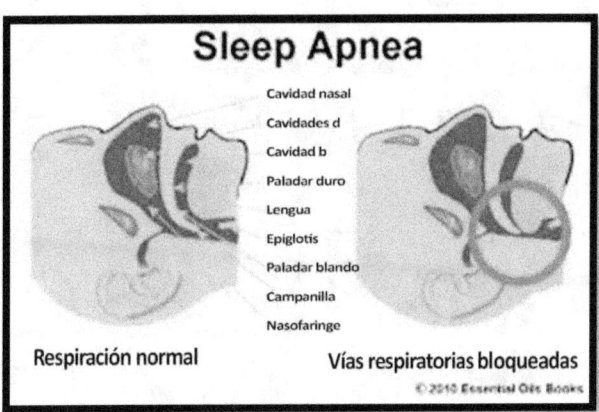

Fig: La apnea del sueño, una condición de sueño provoca hipertensión

Estos episodios de apnea producen aumento de la presión sistólica y diastólica que mantener los niveles de la presión media elevada en la noche. La hipertensión también puede ser causada por la actividad excesiva del sistema nervioso simpático y las alteraciones en la función vascular y la estructura causado por la inflamación y el estrés oxidante.

o) raza, presión arterial alta es más común entre la población negra a menudo desarrollar a una edad más temprana que lo hace en blancos. Complicaciones graves, como accidente cerebrovascular, ataque cardíaco e insuficiencia renal también son más comunes en los negros. Otras personas en mayor riesgo de hipertensión arterial son gente de Asia del sur.

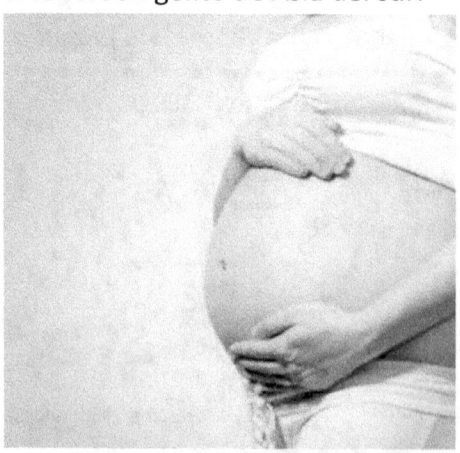

Fig: Embarazo está relacionado con presión arterial alta

p) embarazadas están en alto riesgo de la hipertensión arterial causa por factores como la inactividad física, opciones de estilo de vida pobre por ejemplo, tabaquismo, edad materna, lleva a más de un bebé, sobrepeso, primer tiempo embarazos y antecedentes previos de hipertensión arterial.

q) las mujeres que toman píldoras anticonceptivas están en alto riesgo de hipertensión arterial. Las píldoras anticonceptivas y los dispositivos anticonceptivos hormonales contienen hormonas que pueden aumentar la presión arterial en diferentes formas como el estrechamiento de vasos sanguíneos más pequeños. La mayoría de estas píldoras, parches y anillos vaginales vienen con la advertencia de que la presión alta puede ser un efecto secundario.

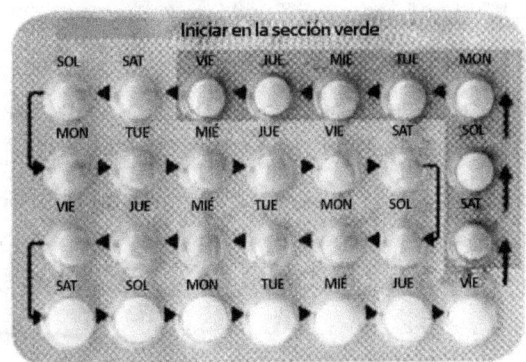

Fig: pastillas anticonceptivas

Es importante que las mujeres hablan a sus profesionales de la salud cuando se decide a tomar anticonceptivos hormonales y conseguir chequeos regulares para detectar problemas de salud graves.

r) mayor edad - el riesgo de hipertensión arterial aumenta a medida que envejecen las personas. Como los adultos mayores viven más tiempo, ellos pueden sufrir una o varias enfermedades crónicas. También pueden tener un problema de salud que puede conducir a otra afección o lesión si no se encauza adecuadamente.

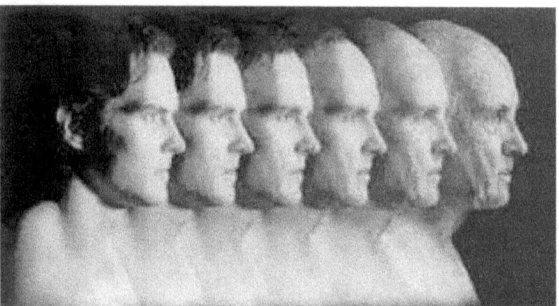

De aproximadamente 45 años de edad, presión arterial alta es más común en los hombres mientras que el riesgo de hipertensión arterial en las mujeres tiende a aumentar después de la edad de 65 años. Es el mayor riesgo de hipertensión arterial en las personas mayores que sufren de obesidad, diabetes y enfermedad renal crónica

s) medicamentos – hay una serie de medicamentos que causan un aumento en niveles de presión arterial. Algunas de estas drogas son drogas psicoactivas como la cocaína y las anfetaminas, la píldora anticonceptiva oral combinada, medicamentos esteroides, tos sin receta médica y remedios fríos, fármacos antiinflamatorios no esteroideos (AINES) como ibuprofeno y naproxeno, remedios herbales que contienen regaliz y antidepresivos de (SSNRI) inhibidor de la recaptación selectiva de serotonina-noradrenalina venlafaxina por ejemplo.

Estos medicamentos pueden cambiar la forma de que tu cuerpo controla el equilibrio líquido y sal, otros pueden causar que los vasos sanguíneos se contraigan, o todavía otros pueden afectar el funcionamiento del sistema renina-angiotensina-aldosterona conduce a la hipertensión arterial.

Estos fármacos deben evitarse o utilizados bajo la dirección de su médico después de una revisión de su estado de salud.

Capítulo dos:

Cómo prevenir la hipertensión a

La prevención de la hipertensión arterial comienza con una serie de actividades o intervenciones que rodean la vida y mantener el peso corporal saludable.

La combinación de los siguientes pasos le pondrá en el camino para la buena salud que está libre de la presión arterial alta.

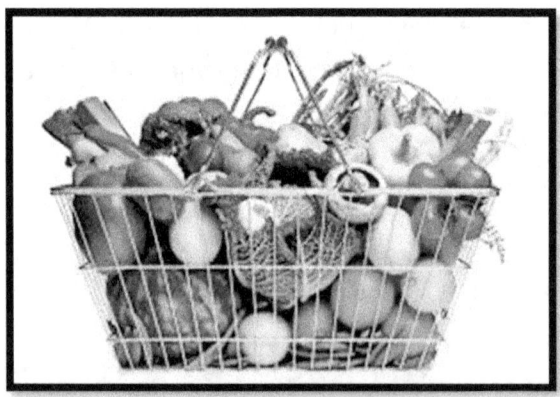

Higo: Opciones de dieta saludable

Seguir un plan de alimentación saludable que se caracteriza por una dieta de verduras, frutas frescas, granos enteros, legumbres, ricos en peces en grasas omega-3 y baja grasa los productos lácteos. Alimentos a evitar incluyen carnes rojas, alimentos azucarados y bebidas y aceite de coco.

- Limitar la ingesta de sal (sodio) a nivel bajo pero saludable para mantener el cuerpo en un estado saludable. Significa que elegir y preparar alimentos que son bajos en contenido de sal o sin sal agregada. También puede limitar el uso del Salero en la mesa.

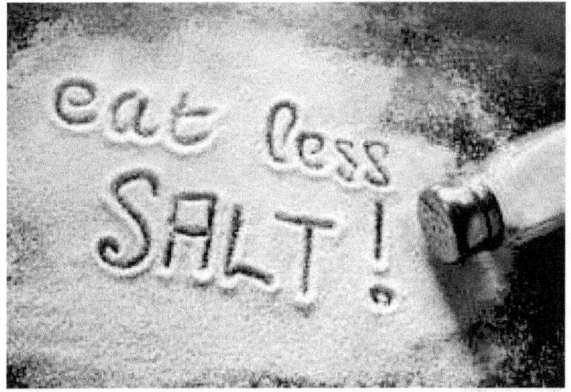

Fig: Comer menor cantidad de sal evitará que la presión arterial alta

En general, el consumo de sodio no debe superar los 2300 mg por día.

Los enfoques dietéticos para detener la hipertensión (DASH) planes están diseñados para pacientes con presión arterial alta. El tablero comer plan enfatiza que la gente consuma granos enteros, frutas y vegetales que son bajos en colesterol, grasa y sal. También subraya la importancia de un estilo de vida activo.

- Manejo estrés aunque relajante y crear la capacidad para hacer frente a problemas garantizará la salud física y emocional.

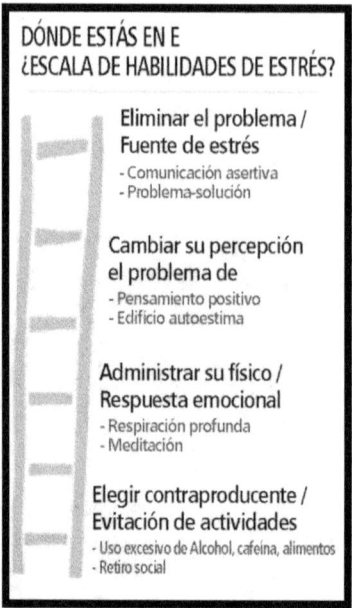

Fig: Maneras de lidiar con el estrés

Métodos de reducción del estrés pueden incluir actividad física, relajación, escuchar música, practicar yoga y meditación.

- Ser y permanecer físicamente activo reduce el riesgo de hipertensión arterial y otros problemas de salud.

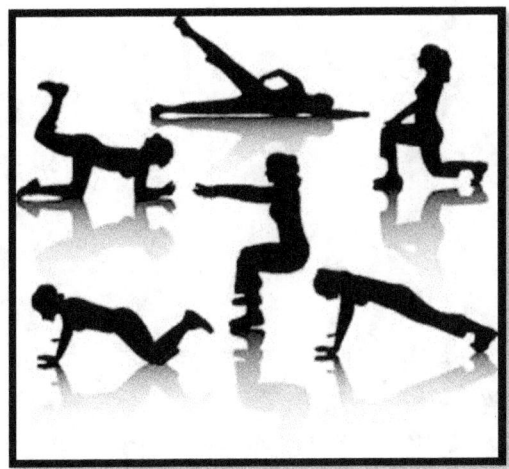

Fig: La actividad física ayuda a mantener la salud del corazón

Consulte a su médico si es seguro para usted participar en diferentes actividades físicas. El umbral es para que las personas a participar en ejercicios aeróbicos de intensidad moderada de al menos 2 horas y 30 minutos cada semana, o ejercicios aeróbicos de intensidad vigorosa por al menos 1 hora y 15 minutos por semana.

- Mantener el peso saludable es importante para el control de la presión arterial alta y para la reducción del riesgo de enfermedad cardíaca.

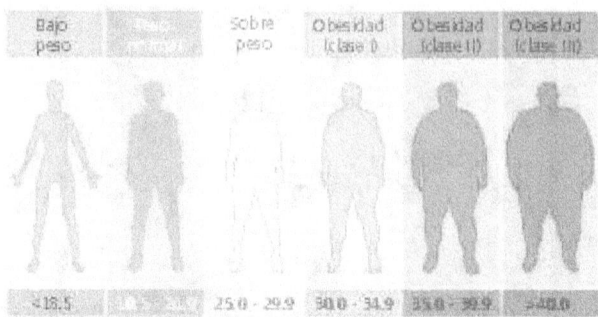

Fig: Mantener un IMC saludable mantendrá la presión arterial alta en la bahía de

Personas que tienen sobrepeso u obesidad deben intentar perder peso para mejorar en factores importantes tales como lecturas de la presión arterial, para reducir el colesterol LDL y aumentar el colesterol HDL.

El mejor indicador de su sobrepeso u obesidad es el índice de masa corporal (IMC) que mide el peso en relación con la altura. El rango saludable es un IMC de entre 18,5 y 24,9 y nada mayor a 25 es sobrepeso u obesas.

- Ingesta de alcohol debe limitarse a los niveles recomendados por día. Consumo excesivo de alcohol aumenta los niveles de triglicéridos, un tipo de grasa encontrado en sangre y también a elevar los niveles de presión arterial.

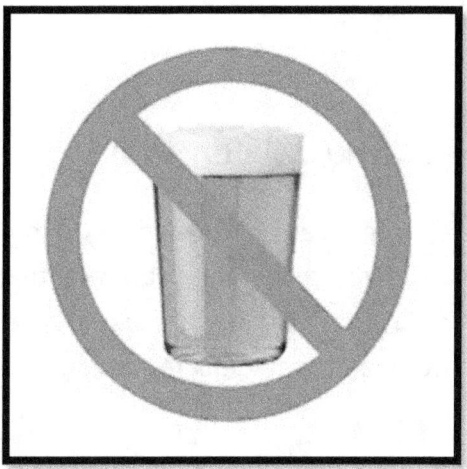

Fig: Regular la ingesta de alcohol

Alcohol también contiene cantidades excesivas de calorías que conducen al aumento de peso y predispone a las personas a la hipertensión arterial.

El umbral es los hombres no deben tener más de dos bebidas con alcohol al día, mientras que las mujeres no deben tener más de una bebida que contenga alcohol al día. Una copa representa 12 onzas de cerveza o 5 onzas de vino.

Capítulo 3

Consejos de cocina baja en sodio

Con la Asociación Americana de Diabetes, lo que indica que la persona promedio consume el equivalente de 3.400 mg de sodio por día contra un recomendado 2300 mg por día, es importante que las personas reducción el consumo de sodio.

Consumo bajo de sodio se logra disminuyendo la cantidad de sodio en la dieta. Dietas de bajo contenido de sodio están particularmente importantes para las personas con presión arterial alta y otras enfermedades del corazón. Al disminuir la cantidad de sodio en su dieta, los pacientes hipertensos se efectivamente reducir su riesgo de accidente cerebrovascular o ataques al corazón.

La mayor fuente de sodio en la dieta es los alimentos procesados como alimentos preparados en restaurantes y otros restaurantes. Una gran parte de los alimentos contienen muchas fuentes ocultas de calcio que hace difícil para las personas a tomar decisiones saludables. Los siguientes consejos será útiles en el intento de reducir la cantidad de sodio en los alimentos.

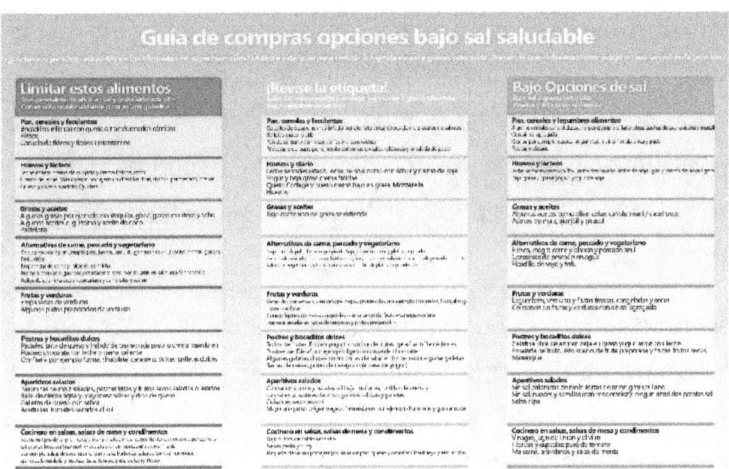

Fig: Bajo guía sal de cocina ingredientes

Utilice alimentos frescos en lugar de alimentos procesados. Debe incluir alimentos frescos como hortalizas, legumbres secas, nueces sin sal y semillas y frutas en su dieta para reemplazar el uso de alimentos procesados.

Otros alimentos que pueden incluirse en su dieta son los granos enteros como arroz integral, avena, arroz salvaje, Trigo burgol, quinua y cebada de grano entero que no han sido preparados con sal.

Estos intentos sin duda ayudará a reducir la ingesta de sodio y aumentar la calidad general de nutrientes de las comidas preparadas. Las comidas en restaurantes y alimentos procesados deben ser eliminados gradualmente de la dieta.

Cocinar más en casa para asegurarse de que están preparando una comida saludable. Comer fuera de casa es la mayor causa de sodio carga con como poco como norma llevar paquete de una hamburguesa con queso, una porción pequeña de papas fritas, soda carga hasta 950 mg de sodio de la dieta.

Cocinando en casa, usted tiene más control en lo que va preparando como una comida y comer. Comienza con el mantenimiento de la despensa, el refrigerador y el congelador está repleto de opciones de bajo sodio que ayudan a preparar comidas e incluso preparar comidas rápidas cuando el tiempo es limitado.

Asegúrese de que conoce los alimentos que contienen mayor contenido de sodio. Le ayudará a asegurarse de que ellos se evitan completamente o están limitados en su uso para preparar comidas.

Los alimentos a evitar son alimentos enlatados, mezclas de arroz, condimentos, aperitivos salados por ejemplo pretzels, alimentos encurtidos, pastas, congelados/preparados de comidas, queso y embutidos que contiene altas cantidades de sodio.

Para los alimentos envasados, revise las etiquetas para el contenido de sodio. ¿Qué mirar hacia fuera? Revise la etiqueta para la cantidad de sodio declarado en la etiqueta. Los alimentos libres de sodio contienen menos de 5mg de sodio por porción. Busque ingredientes como bicarbonato de soda, cubitos, caldos y condimentos (mostaza, ketchup y salsa de barbacoa), polvo de hornear, ABLANDADORAS de carne, glutamato monosódico (MSG), aderezos, benzoato de sodio, salsa de soya y sales experimentados que son todos altos en sal.

Estos alimentos puede usarse en pequeñas cantidades si se deben usar. Por cierto, la mayoría de estos alimentos es baja en nutrientes y debe evitarse.

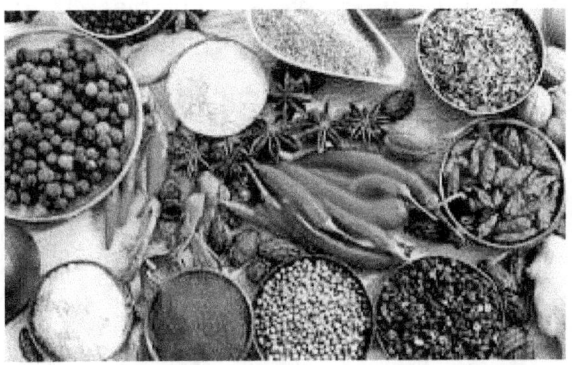

Fig: Condimento alternativo que puede usarse en lugar de sal

Aprender a sabor o condimentar alimentos con especias excepto la sal. No muchas personas saben que pueden sazonar alimentos sin sal. Hay realmente muchas opciones disponibles a través del cual sazonar alimentos en casa.

Puedes probar opciones como albahaca utilizado en verduras y carnes magras como pollo y pescado, polvo de Chile es bueno para guisos, secos tomillo que también es bueno para carnes y el comino. Otras opciones de gran condimento son Romero seca y fresca, ajo, orégano seco, canela, cebolla, perejil, menta fresca, jengibre y pimiento rojo picado.

Shun instrucciones en recetas para hacer un plato que es bajo en sodio. Por lo tanto, si la receta requiere una pizca de sal, sustituirla por una hierba de elección.

Reducir la ingesta de sodio utilizando la menor cantidad de sal en los alimentos e incluso quitar el salero de la mesa. Sal contribuye a alrededor del diez por ciento de la ingesta de sodio total. La sal es un gusto adquirido que puede reducirse gradualmente a niveles saludables. Una reducción de 25 por ciento en la cantidad de sal utilizada al preparar una comida a menudo pasan inadvertida.

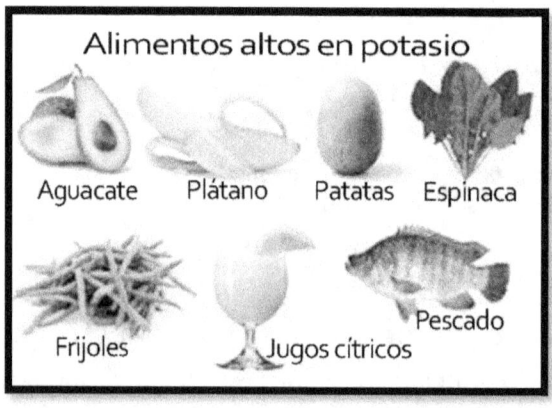

Fig: Ejemplos de alimentos de alto potasio y verduras

Comer una gran cantidad de frutas y verduras ya que son altos en potasio que ayuda a opacar el impacto del sodio en personas predisponentes a problemas del corazón la presión arterial tan alta. Las frutas ricas de potasio y verduras son los plátanos, albaricoques secos, frijoles, melón, naranjas, patatas y tomates.

En conclusión, el sodio es un nutriente esencial requerido por el cuerpo para numerosas funciones pero tal vez el más importante es mantener balance hídrico en las células del cuerpo. Siempre deben cumplirse los requerimientos diarios de sodio de 500 mg pero ingesta diaria no debe exceder 2300mg.

Demasiado sodio es un problema más fácil arreglar que poco sodio en el cuerpo. Por lo tanto, deben hacerse todos los intentos para asegurar que se cumpla el nivel de sodio en la dieta diaria recomendada.

Capítulo 4

Planificación de comidas

Comida para personas con presión arterial alta puede parecer una tarea ardua. Pero sin duda, es una medida que prolongar y preservar la calidad de vida de ahorro de salud.

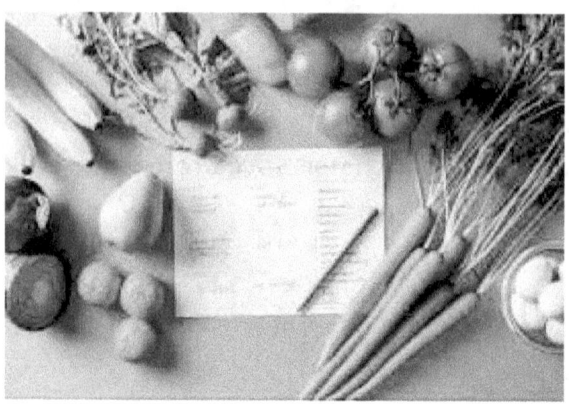

Fig: Plan meticulosamente sus comidas

Una buena estrategia para adoptar mientras se preparan las comidas que son nutricionalmente saludable y baja en nivel de sodio es el modelo de placa. Creación de la placa permite elegir los tipos de alimentos que desee y al lado de eso le permite tener el tamaño de las porciones recomendadas.

El modelo de placa es más adecuado para los pacientes de hipertensión arterial en sus esfuerzos para reducir la ingesta de sodio y mantener el peso corporal saludable. se caracteriza por una gran cantidad de verduras sin almidón que son ricos en nutrientes como el potasio que contrarrestarán los efectos del sodio de otros tipos de alimentos. Se llenará el plato la mitad con verduras sin almidón tales como verdes, tomates y zanahorias. Se añadirá hierbas y especias para acentuar el sabor en lugar de sal. Todos los alimentos deben estar preparados con métodos de cocción saludables como asar, asar a la parrilla, al vapor o salteado.

El siguiente plan compuesta por siete pasos encuentra en el camino a dieta sana baja en sodio.

i. con el uso de la placa de cena estándar, poner una línea por la mitad de la placa. En una mitad de la placa, dividirla en dos para terminar con un total de tres partes de la placa.

II. llenar la sección de sector más grande con verduras sin almidón, optando por productos frescos.

III. en una de las dos secciones pequeñas, poner los granos y alimentos con almidón que tienen niveles bajos de sodio.

IV. en la segunda sección pequeña, añadir tus proteínas saludables optar por carnes magras como pollo y pescado.

v. Añadir una porción de fruta para el plan de comidas.

VI. elegir las grasas sanas en pequeñas cantidades para cocinar y en tus ensaladas.

VII. para completar la comida, añadir una bebida baja en calorías como agua, café o té sin azúcar.

Al planificar las comidas, siempre tenga en cuenta que prácticamente cualquier receta se puede hacer fácilmente en una receta baja en sodio. El primer paso de planificación es conocer y comenzar eliminando procesa los alimentos que contienen niveles extremadamente altos de sodio. Estos alimentos contienen altos niveles de sodio que se utiliza como conservante.

- Compre frutas y vegetales en vez de ir para las verduras enlatadas.

- Comprar aves de corral frescas, pescados y carnes en vez de variedades procesadas o ahumadas

- Cocinar arroz en vez de instantáneos o saborizados o preprocesados tipos.

- Cocinar las papas enteras al horno en lugar de papas instantáneos o con sabor.

- Enjuague conservas como atún pelar apagado el líquido sodio alto en el que se conservan.

Otro paso de planificación es alternativa a la sal común utilizada para añadir sabor a los alimentos. Encontrar un buen sustituto degustación de la sal que no contiene sodio o cloruro de potasio que lleva un sabor metálico. Utilizar condimentos frescos por ejemplo perejil, tomates, menta, Romero desde condimentos pierden su sabor u Obtén un obtener un cambio de sabor cuando empiezan a envejecer. Usted se busca para obtener el máximo sabor natural de los elegidos del condimento.

Capítulo 5

Desayuno

Desayuno de bajo contenido de sodio debe ser la manera de empezar el día para los pacientes con presión arterial alta. Las dietas también son la mejor manera de comenzar el día para adultos de edad media así como las personas mayores que estén en alto riesgo de hipertensión arterial y otras enfermedades del corazón.

La idea general es limitar la inclusión de platos de huevo salado que contienen una alta cantidad de sodio, mantequilla y carnes procesadas. Cambios sutiles en la preparación del desayuno hará que sea saludables y que contengan bajas cantidades de sodio.

Elegir variedades de bajo contenido de sodio de la carne o hacer su propio desayuno carne. Las carnes de desayuno procesados tales como salchicha y tocino contienen cantidades muy elevadas de sodio.

Evitar el pan y cereales los productos vendidos fuera de la plataforma ya que contienen conservantes de sodio basado. En su lugar utilizar avena casera, así como hacer su propia repostería casera y productos cocidos al horno sin añadir sal como un elemento de desayuno.

Elija mantequilla sin sal o utilizar poliinsaturada o monoinsaturadas aceites para preparar un desayuno de bajo contenido de sodio. Productos lácteos, utilizar leche baja en grasa y yogur descremado y queso de bajo contenido de sodio. Huevos deben ser preparados sin la adición de sal prefiriendo utilizar hierbas y especias como cebolla y ajo.

Por último, añadir frutas y verduras frescas que son bajas en sodio para el desayuno. Son rodajas de frutas y verduras como las espinacas a batidos, tortillas y tortitas para enriquecer su desayuno.

Son ejemplos de las recetas de desayuno:

Avena de abuelo Hubbard

Ingredientes

- 3/4 tazas de agua

- 1/4 taza azúcar

- 2 tazas rodados avena

- 4 cucharaditas de mantequilla

- 1 pizca de sal

- 4 cucharadas de leche

- 1/4 taza azúcar

- 1 taza desnatadora

Direcciones

1. en una cacerola mediana, calentar el agua a ebullición. Reducir el fuego a bajo; Agregue el avena y la sal. Cocine hasta que la avena se espese, unos 5 minutos.

2. Coloque 1 cucharadita de mantequilla y 1 cucharada de azúcar Moreno en la parte inferior de cada cuatro que sirve cuencos. Avena de cuchara en cada recipiente y revuelva hasta que se derritan la mantequilla y el azúcar. Vierta 1/4 taza de crema y 1 cucharada de leche en cada plato. Tapa cada porción con otra cucharada de azúcar morena. Servir caliente.

Tiempo total tomado para preparar está a 30 minutos

Popovers

Ingredientes

- 2 cucharadas de mantequilla sin sal, fría

- 1 taza de harina común

- 3 huevos

- 1/4 cucharadita sal

- 1 cucharada sin sal mantequilla, derretida

- 1 taza de leche

Direcciones

1. precalienta el horno a 220 grados C.

2. Rocíe una cacerola popover con aerosol de cocina antiadherente. Coloque la bandeja en el centro del estante del horno y precalentar durante 2 minutos.

3. mezclar harina, sal, huevos, leche y mantequilla derretida hasta que parece como crema, aproximadamente 1 a 2 minutos.

4. Corte la mantequilla refrigerada en 6 pedazos incluso. Colocar 1 trozo de mantequilla en cada copa y lugar pan en el horno hasta que la mantequilla esté burbujeante (cerca de 1 minuto).

5. llenar cada taza medio llena con la mezcla y hornear 20 minutos. Reduzca la temperatura a 325 grados F (165 grados C) y hornear por 15 a 20 minutos.

Tiempo total tomado para preparar es 2 horas.

Capítulo 6

Almuerzo y cena

El mismo principio de reducción de los niveles de ingesta de sodio que se aplica para el desayuno también se aplica para el almuerzo y cena. Las decisiones de alimentos deben evitar los alimentos procesados que tienen altas cantidades de sodio.

Presión arterial a

Aquí están algunos ejemplos de recetas de bajo contenido de sodio que beneficiarán grandemente a pacientes con presión arterial alta.

Amigo de hamburguesa

Servido con ensalada verde, el compañero de hamburguesa puede hacer una buena comida para el almuerzo o cena.

Ingredientes (6 porciones)

- 3 dientes de ajo, triturados y pelados

- 1 cucharada picada perejil o cebollino para decorar

- 2 zanahorias medianas, cortadas en trozos de 2 pulgadas

- 1 libra 90% magra carne de res

- 10 onzas blanco setas, grandes cortan en mitad

- 1 cebolla grande, cortada en trozos de 2 pulgadas

- 8 onzas de trigo fideos, (2 tazas) de codo

- 2 cucharaditas secadas tomillo

- 3/4 de cucharadita de sal

- 2 cucharadas de harina

- 1/4 cucharadita de pimienta recién molida lata de

- 1 14 onzas de caldo de res reducido en sodio, dividido

- 2 tazas de agua

- 2 cucharadas de salsa Worcestershire

- 1/2 taza grasa crema agria

Preparación

Tiempo de preparación total = 1 hora 20 minutos

utilizando un procesador de alimentos con un anclaje en lámina de acero, finamente picada ajo antes de añadir las zanahorias y los champiñones hasta que finamente. Las cebollas y el pulso entonces se cortan aproximadamente.

II cocinar carne de res en un sartén grande de lados rectos o en olla a fuego medio-alto, romper con una cuchara de madera. Agregue las verduras picadas, tomillo, sal y pimienta y cocinar hasta que las verduras comiencen a ablandar y los hongos suelte sus jugos.

III mientras que revuelve, agregue agua, 1 1/2 tazas de caldo, fideos y la salsa Worcestershire; poner a hervir. Cubrir la sartén; reducir el fuego a medio y cocine, revolviendo de vez en cuando hasta que las pastas se ablande. Tardará de 8 a 10 minutos.

IV bate la harina con el restante 1/4 taza de caldo en un tazón pequeño y agregue a la mezcla de hamburguesa mientras revuelve. Agregue la crema agria y cocinar a fuego lento hasta que la salsa haya espesado. Servir espolvoreado con perejil.

Pollo y sopa de espinaca con Pesto fresco

Se hace uso de una pechuga de pollo deshuesada y sin piel como espinaca baby y frijoles enlatados.

Ingredientes para 5 porciones

- 1 grande deshuesada, sin piel de pechuga de pollo cortado en cuartos

- 5 tazas caldo de pollo reducido en sodio

- 2 cucharadas más 1 cucharada de aceite de oliva virgen extra

- 1/2 taza zanahoria o pimiento rojo en cuadritos

- 1 diente grande de ajo, picado

- 1 lata de 15 onzas de frijoles cannellini o fríjol great northern, enjuagadas

- 1 1/2 cucharadita secada mejorana

- 6 onzas de espinaca baby, picada gruesas

- Pimienta al gusto recién molida

- 1/4 taza de queso parmesano rallado hojas de albahaca

- 1/3 taza ligeramente

Preparación

Tiempo de preparación total = 1 hora

i. caliente 2 cucharadas el aceite en una cacerola grande u olla sobre fuego medio alto. Añadir zanahoria/pimiento y pollo; cocinar revolviendo frecuentemente y da vuelta el pollo, hasta que comience a dorarse.

II. Añadir el ajo y revolver y cocinar durante 1 minuto. Después, agregue el caldo y la mejorana y llevarlo a ebullición sobre alto calor. Reducir el calor y cocinar a fuego lento durante unos 5 minutos, revolviendo ocasionalmente hasta que el pollo esté bien cocido.

III. con una espumadera, retire los trozos de pollo y déjelos enfriar sobre una tabla de cortar limpia. Añadir las espinacas y frijoles a la olla y lleve a un hervor suave. Cocinar durante 5 minutos mezclar en los sabores.

IV. combinar la 1 cucharada de aceite restante, el parmesano y la albahaca en un procesador de alimentos y el proceso de agregar un poco de agua y raspar hacia abajo los lados como sea necesario hasta que se forme de goma gruesa.

v. cortar el pollo en trozos pequeños. Revuelva el pollo y el pesto en el bote. Condimentar con pimienta y cocinar hasta que se caliente.

Capítulo 7

Postre

Las siguientes recetas creará buenos postres que son los más adecuados para pacientes hipertensos.

Mantequilla de maní y trufas de Pretzel

La trufa de mantequilla de maní salados es simplemente la mejor opción para saciar el antojo de sabores dulces y salados.

Ingredientes para 20 porciones

> • 1/2 taza crujiente mantequilla natural de maní
>
> chips de chocolate con leche • 1/2 taza
>
> • 1/4 de taza finamente picado saladas pretzels

Preparación

Tiempo de preparación total = 2 horas y 15 minutos

i.   mezclar la mantequilla de maní y galletas saladas en un bol pequeño. Luego, enfriar durante 15 minutos en el congelador para que sea firme.

II.   Haga rodar la mezcla de mantequilla de maní en 20 bolas (aproximadamente 1 cucharadita de cada uno). Colocar en una placa para horno forrada con papel encerado y congele hasta muy firme durante 1 hora.

III.   sacar las bolas de helado y rodarlos en chocolate derretido. Refrigerar hasta que el chocolate se establece, aproximadamente 30 minutos.

Chips de col rizada

Ingredientes para 4 personas

•   1 manojo grande col rizada, quitados de tallos duros y hojas rasgadas en pedazos.

•   1 cucharada aceite de oliva virgen extra

•   1/4 cucharadita sal

Preparación

Tiempo de preparación total = 50 minutos

i.   colocar estantes en tercio superior y el centro del horno y precalentar el horno a 400° F.

II.   en un tazón grande, espolvorear la col rizada con aceite y espolvorear con sal. Usando las manos, masajee el aceite y la sal sobre las hojas de col para cubrir uniformemente. Llenar grandes las hojas para hornear con una capa de col rizada, asegurándose de que las hojas no se superponen.

III.   Hornee hasta que la mayoría de hojas son nítidos, 8 a 12 minutos en total.

Capítulo 8

40 super alimentos que naturalmente bajará su presión arterial

Hipertensión arterial puede abordarse a través de una serie de métodos que incluyen relajación, hacer ejercicio con regularidad, dormir más, tomar medicamentos todos los días y cambiar los hábitos alimenticios.

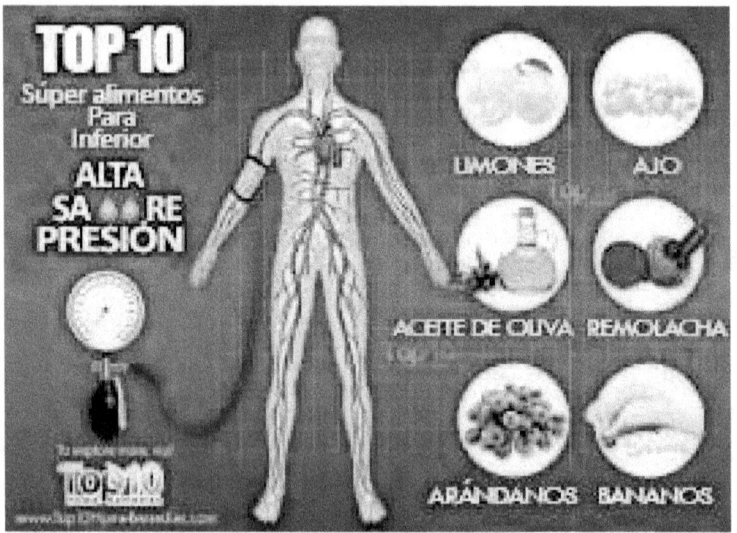

Fig: Algunos de los súper alimentos para ayudar a controlar la presión arterial alta

Alterar los hábitos alimenticios es quizás el más difícil de todos. Sin embargo, debe hacerse para mejorar su salud cardiovascular y aumentar la vida útil. Hay numerosos alimentos que pueden ayudar a disminuir la presión arterial naturalmente.

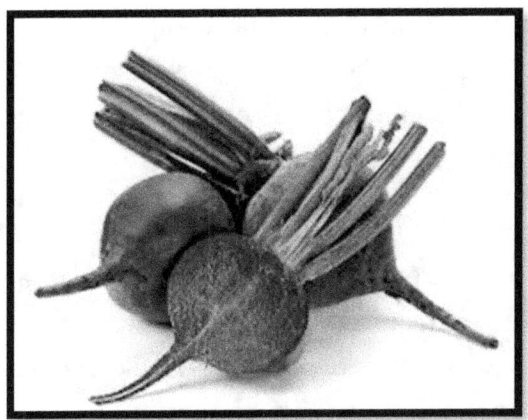

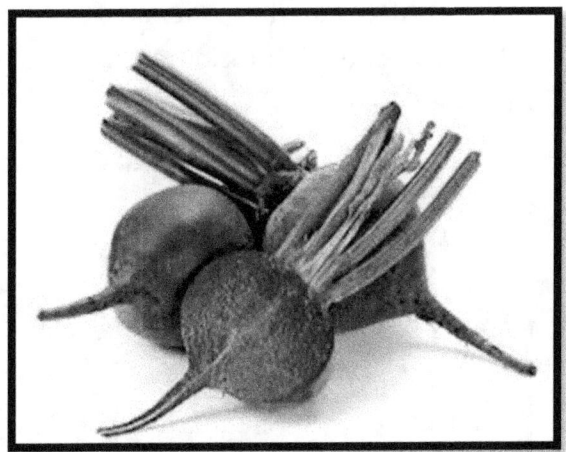

1.

remolacha contiene nitratos y nitritos que pueden convertirse en óxido nítrico en el cuerpo. Óxido nítrico señales de las células en las paredes de las arterias a relajarse y suavizar. El efecto es que mejora la vasodilatación y disminuye la presión arterial.

2. el yogur es una buena fuente de nutrientes como potasio, magnesio y calcio que permiten mantener la presión arterial bajo control.

3. el ajo contiene alicina, un compuesto que reduce significativamente la presión arterial elevada de azufre. Un estudio ha indicado que el ajo es tan eficaz como la medicación prescrita después de 24 semanas.

4. pescado el aceite contiene los ácidos grasos omega-3 que son extremadamente beneficiosos para la salud del sistema cardiovascular humano. Las grasas omega 3 se han encontrado para eficaz sólo se observa en personas con hipertensión existente.

5. nueces de cajú y las almendras son ricas magnesio protegerá contra la presión arterial y complicaciones asociadas.

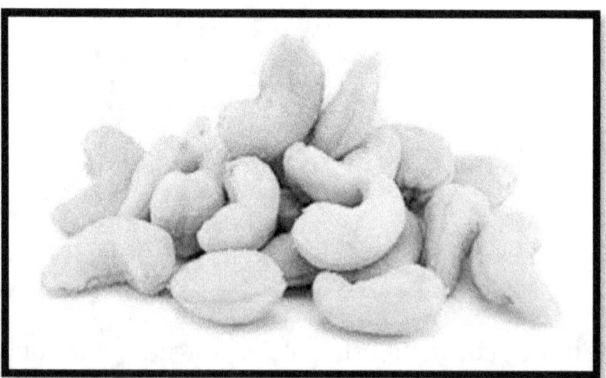

Fig: castañas de cajú

Numerosos estudios han demostrado que cambiar grandemente la falta de magnesio reduce la presión arterial alta.

6. col rizada es otro súper alimento y está cargada con vitaminas, minerales, antioxidantes y otros compuestos conocidos para ayudar a prevenir la enfermedad. La col rizada es particularmente rica en magnesio y el potasio, una combinación que fuertemente ligada a bajar los niveles de presión arterial en la hipertensión arterial.

7. Stevia, un edulcorante natural contiene el stevioside compuesto activo que fue encontrado para disminuir la presión arterial sistólica en 8.1 por ciento y la presión arterial diastólica en un 13,8 por ciento después de tres meses de estudio los participantes que tenían la presión arterial alta.

8. la cúrcuma contiene un ingrediente activo llamado curcumina que tiene efectos antiinflamatorios potentes en el cuerpo.

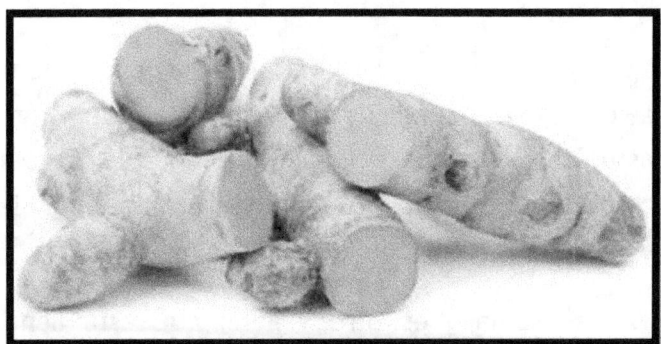

Fig: Cúrcuma contiene curcumina que protege contra la hipertensión arterial

La curcumina se ha encontrado con éxito mejorar niveles de flujo de sangre a personas que ejercen tres veces por semana. Los beneficios de la curcumina en el flujo sanguíneo y la presión arterial se relacionan con óxido nítrico similar a lo que hemos observado con remolacha.

9. el té verde está cargada de antioxidantes y compuestos de gran alcance. Un tal compuesto es catecol que mejora el flujo sanguíneo y la presión arterial. Consumir dos tazas de té verde cada día dará lugar a un aumento de 40 por ciento de diámetro arterial reduce efectivamente la presión arterial.

10. tomates han demostrado a través de la investigación para ayudar con problemas de presión arterial. Es mejor comer tomates cerca de cruda, sin mucha elaboración o cocina para sacar lo mejor de ellos.

11. café verde conserva el ácido clorogénico que tiene a corto plazo beneficios en ayudar a la circulación. Un estudio revela que café verde reduce la frecuencia cardíaca y la presión arterial por cerca de 8 por ciento y esto se mantiene solo durante 12 semanas.

12. la espinaca es otro vegetal que está llena de nutrientes y antioxidantes que ayudan al cuerpo a reparar los daños causados por el estrés.

13. aceite de oliva virgen sea el aceite más saludable del mundo. Es rico en grasas monoinsaturadas corazón respetuoso y antioxidantes fenólicos.

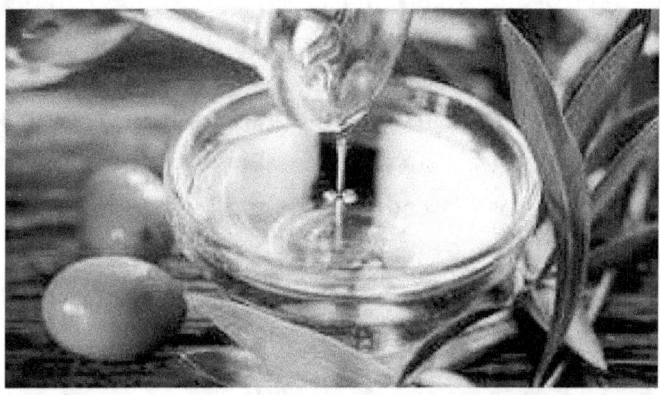

Fig: aceite de oliva protege contra enfermedades del corazón

El aceite reduce los ataques cardíacos, accidentes cerebrovasculares y muerte por un asombroso 30 por ciento. Aceite de oliva, por tanto, podrían reducir la necesidad de medicamentos de la presión arterial.

14. hibiscus té también conocido como Jamaica o té amargo contiene antocianinas y se ha demostrado que para reducir la presión arterial alta. Un estudio ha revelado consumir una taza de té de hibisco antes desayuno cada día durante 4 semanas se asocia con reducción de 11 por ciento en la reducción de la presión sistólica y 12.5 por ciento en la presión arterial diastólica.

15. las pasas son una fantástica merienda entre las comidas. Las pasas tienen una alta cantidad de potasio que es bueno para el corazón. Para cosechar los beneficios de salud máxima de potasio, comer las pasas crudas y naturales sin azúcares añadidos.

16. granadas son una buena fuente de nitratos relajante arteria puede disminuir la presión arterial y mejorar otros marcadores de salud del corazón.

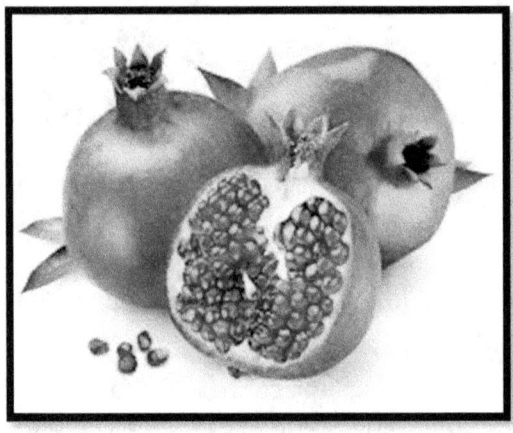

Fig: Granadas ayudan a relajar las arterias

Las arterias relajadas son blandos y elásticos por lo tanto no causan resistencia al flujo de sangre. Tomando zumo de Granada diariamente durante 2 semanas puede bajar notablemente la presión arterial sistólica y diastólica.

17. patatas y patatas dulces son ricas en potasio, el cual trabaja en conjunto con el sodio para regular

la actividad eléctrica del corazón. Estudios realizados indican que la ingesta de potasio aumento reduce significativamente la presión arterial alta a excepción de aquellos con enfermedad renal crónica.

18. setas contienen un ingrediente activo llamado ergotioneina, un poderoso antioxidante que ayuda a proteger las células arteriales del daño oxidativo.

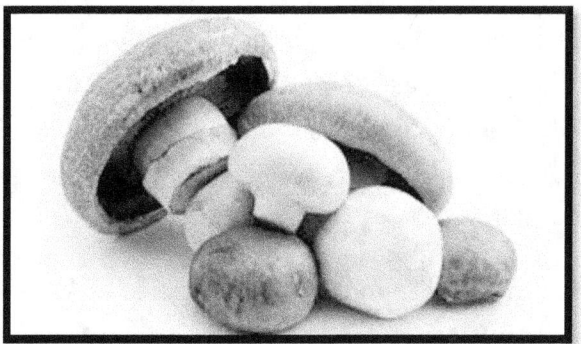

Fig: Hongos contienen ergotioneina que previene la hipertensión arterial

Ergotioneina aparece para proteger y preservar el óxido nítrico, que es fundamental para la presión y el flujo de sangre saludable.

19. chocolate negro contienen flavanoles que ayudan a inhibir la angiotensina enzima (as) de tal modo bajando la presión arterial. Los chocolates realmente oscuros (con hasta un 85% cacao) contienen 25 a 40 gramos de flavanoles.

20. fermentados contienen una vitamina no tan común llamada menaquinona o vitamina K2 que mejora la salud vascular. Los alimentos con la mayor cantidad de vitamina K2 son productos de origen animal como lácteos, yemas de huevo y carne como alimentos fermentados como chucrut, natto y miso. La vitamina K2 inhibe la progresión de la rigidez arterial que a su vez conserva la salud cardiovascular.

21. los alimentos fermentados también proporcionan las bacterias del intestino con probióticos. Las bacterias del intestino sano se han ligado para bajar la presión arterial a través de la regulación renal.

22. arenque, salmón y otras especies de pescados grasos son buenos para el corazón ya que son buena fuente de coenzima Q10 (CoQ10) también conocida como ubiquinona. Ubiquinona es un antioxidante y es bueno para las células que participan en el flujo sanguíneo por lo tanto, conduce a niveles de presión arterial saludable. Estos tipos de peces son también buenas fuentes de ácidos grasos omega 3 y potasio que son buenas para el corazón.

23. Spirulina es azul - verde tipo de alga que crece en agua dulce y salada se ha demostrado para bajar la presión arterial.

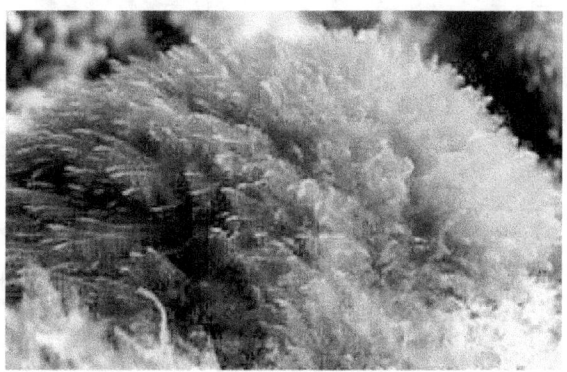

Fig: La espirulina es un súper alimento y se conoce para proteger contra enfermedades del corazón

La espirulina contiene altos niveles del señalización óxido nítrico, molécula que ayuda a mejorar la salud cardiovascular y prevenir la hipertensión arterial. Espirulina puede utilizarse así por personas con presión arterial alta para disminuir la presión arterial.

24. las manzanas contienen altos niveles de proantocianidinas oligoméricas (OPC) que son capaces de ayudar a la circulación de la sangre sanos, a fomentar la salud de las venas y reducir los niveles de presión arterial. Un buen ejemplo de la OPC es la quercetina que baja la presión arterial.

25. cebollas son también buenas fuentes de proantocianidinas oligoméricas que pueden ayudar a pacientes hipertensos para reducir la presión arterial. Las cebollas pueden combinarse con otros alimentos como el ajo y aceite de oliva que también son sanos de corazón y apoyan la circulación de sangre sana.

26. ciruelas son buen alimento natural para mantener los niveles saludables de presión arterial. Las ciruelas son conocidas por reducir los niveles de colesterol malo bajar efectivamente la presión arterial.

27. Natto es un producto de soja fermentada que aparece como un queso. La soya es primero hervida y luego fermentada con Bacillus subtilis natto y puede ser servido con alimentos como ensaladas y el repollo. Nattokinase el ingrediente activo en natto es un remedio natural para la presión arterial alta. Sin embargo, las personas que han sido puestas en Coumadin, una medicación de anticoagulantes no deben consumir natto.

28. linaza puede ser aplastada y consumida junto con cereales para el desayuno para mantener niveles saludables de presión arterial.

Fig: La linaza es muy útil en el manejo de la presión arterial

La linaza contiene dos tipos de ácidos grasos esenciales a saber, grasas de omega-6 y ácido alfa-linolénico, precursor de las grasas omega-3.

29. los aguacates contienen las grasas monoinsaturadas saludables como las grasas omega-3 que estimulan la producción de óxido nítrico. Óxido nítrico mantiene las arterias dilatadas correctamente y contrarresta los efectos

vasoconstrictores del estrés que puede causar presión arterial alta.

30. patatas contienen un compuesto conocido como kukoamine que potencialmente puede disminuir la presión arterial.

31. wakame, un tipo de alga marina popular en Japón es bueno para la salud del corazón.

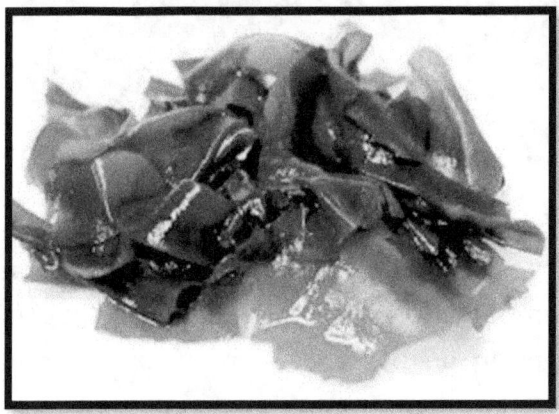

Fig: Wakame es común en Japón y es útil para las personas con hipertensión

Se ha indicado que teniendo unos 3 gramos de wakame seca durante un período de cuatro semanas ayudó a reducir la presión arterial sistólica de hasta 14 puntos y la presión arterial diastólica de hasta 5 puntos.

32. Ecklonia cava, un alga comestible de rojo marrón asiático, se ha descubierto que contienen compuestos de plantas naturales que ayudan a

dilatar los vasos sanguíneos y actuar como un remedio natural para la presión arterial alta.

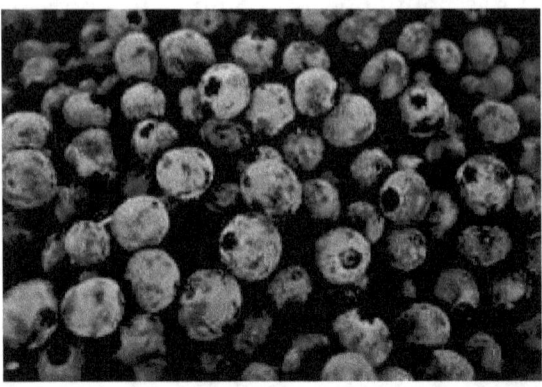

33. Blueberres tienen altos niveles de antioxidantes que realmente ayudan a la salud del corazón y la presión arterial saludable. Arándano puede ser una opción de desayuno para personas con presión arterial alta.

34. judías verdes son una buena fuente de vitamina C, fibra y potasio que son buenos para su corazón y bajará su presión arterial.

35. las zanahorias son una buena fuente de antioxidantes y potasio, que son dos los partidarios principales de niveles de presión arterial normal.

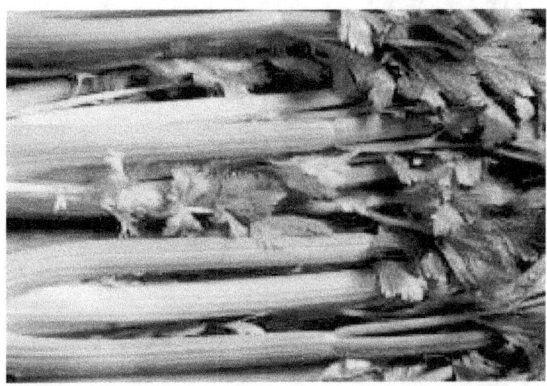

36. el apio contiene apigenina que tiene propiedades que promueven la relajación de los vasos sanguíneos y disminución de la presión arterial. Apio en todas sus formas, por tanto, actuará como un remedio natural para la presión arterial alta.

37. guisantes son una buena fuente de vitaminas y ácido fólico, apoyo general cardiovascular, lo que un alimento perfecto para prevenir la hipertensión arterial.

38. papaya es una fuente increíble de vitamina C, aminoácidos y potasio que contribuyen a un corazón sano y niveles más bajos de presión arterial.

39. kiwi frutas pueden ayudar a mantener la presión arterial se convierta en un problema.

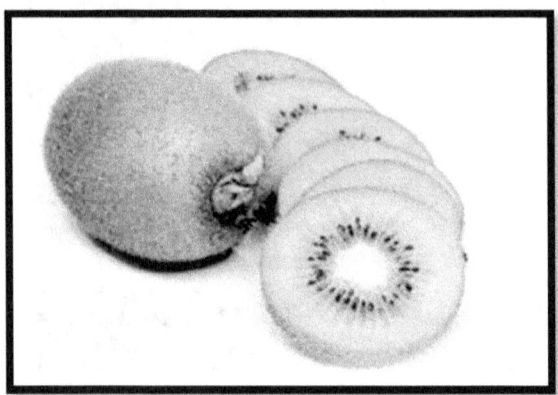

Higo: Fruta de Kiwi tiene numerosos beneficios, incluyendo la prevención de la hipertensión

Investigaciones han demostrado que comer tres kiwis al día será proteger a las personas de presión arterial alta.

40. la sandía es una fruta maravillosa y contiene L-citrulina que ayudan a relajar las arterias lleva a reducir los niveles de presión arterial.

41. camotes contienen glutatión, un antioxidante que puede proteger contra la hipertensión arterial, ataque cardíaco y accidente cerebrovascular.

Capítulo 9

Bono jugo recetas

Haciendo uso de los súper alimentos junto a otras frutas y verduras nutritivas, pacientes hipertensos pueden disfrutar de recetas de jugos naturales que reducen la presión arterial y prevención enfermedades cardíacas adversas.

Los siguientes son buenos ejemplos de jugos recetas que reducen la presión arterial.

Jugo de manzana apio remolacha

Ingredientes

- 1 remolacha

- 4 tallos de apio

- Medio jengibre de una pulgada

- 1 manzana pequeña

Direcciones

    i. lavar todas las verduras.

    II. mantener la piel de manzana y verduras tanto como sea posible.

    III. jugo y disfrutar.

Suprema de antioxidante

Ingredientes

- 1 taza de arándanos frescos
- 1 taza (aproximadamente 5) de fresas frescas
- 2 tazas peladas y picadas grueso mango
- 1/4 de taza de agua

Preparación

i. combine los arándanos, fresas, mango y agua en una licuadora.

II. mezcla mientras ocasionalmente raspar hacia abajo los lados hasta que esté suave.

III. colar el jugo y, si lo desea, delgado con agua adicional.

IV. guardar en la nevera hasta 2 días (agitar antes de servir).

Amanecer de cúrcuma

Ingredientes

- 2 manzanas medianas

- 3 zanahorias medianas

- grande 3 tallos de apio

- 1 pulgar de jengibre

- 2 limones (pelados)

- 2 peras medianas

- 6 pulgares de cúrcuma raíz

Preparación

Procesar todos los ingredientes en un extractor, agitar o remover y servir.

Capítulo 10

Técnicas de relajación

Técnicas de relajación son parte de las formas naturales a través del cual personas pueden manejar la presión arterial alta. Las personas pueden explorar estas técnicas para ayudarles a relajarse y lidiar con el estrés.

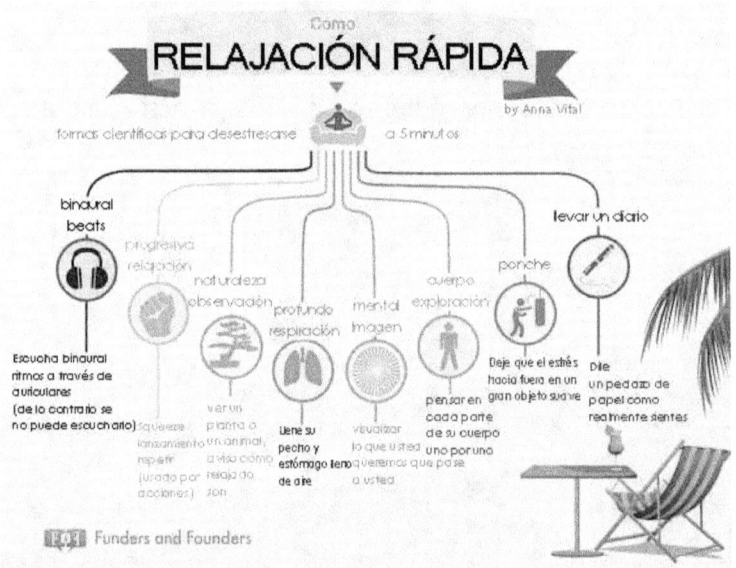

Fig: Técnicas de relajación que te ayudará a mantienen fuera de estrés y mantienen la presión arterial salud

El estrés es una causa importante de la vasoconstricción y la hipertensión arterial. Técnicas de relajación suelen ayudar a las personas a lidiar con el estrés cotidiano y con el estrés causado por otros problemas de salud tales como dolor.

Se debe recordar que las técnicas de relajación no son sólo se trata de disfrutar de un hobby o la paz de la mente. Relajando, personas se benefician de un proceso que disminuye los efectos del estrés en la mente y el cuerpo.

Técnicas de relajación son gratis o de bajo costo y pueden realizarse prácticamente en cualquier lugar. Aprender las técnicas de relajación básica es bastante sencillo. Las técnicas no se asocian a riesgos importantes.

Tenemos un vistazo a las técnicas de relajación que pueden ser de gran beneficio para las personas con presión arterial alta.

- Relajación autógeno hace uso de ambas imágenes visuales y conciencia para reducir el estrés del cuerpo. Autógeno en este caso significa que es algo viene de dentro de ti.

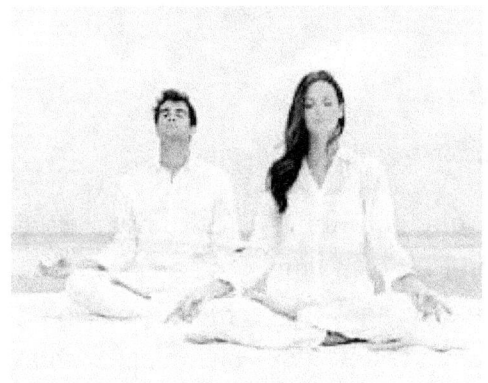

Higo: Ejercicios de respiración autógeno

Una ilustración del funcionamiento de la técnica es imaginar un entorno tranquilo y hermoso y luego enfocando controlan, respiración de relajación. Puede repetir palabras o sugerencias han diseñado en su mente a relajarse y reducir la tensión muscular. Los efectos son que el ritmo cardíaco disminuye y se sienten diferentes sensaciones físicas, como cada brazo o la pierna a uno de relajación.

- Visualización consiste en la formación de imágenes mentales que se paso en un lugar tranquilo y relajante o una situación.

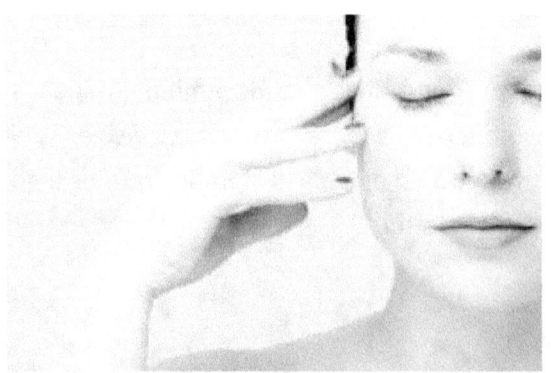

Fig: Técnicas de visualización traen paz de mente

Se recomienda que durante la visualización, usted debe intentar utilizar como muchos sentidos como sea posible, incluyendo los sentidos del olor, sonido, visión y tacto. Por ejemplo, cuando imaginas relajarse junto al mar, pensar en el olor del agua del mar salada, el sonido de romper las olas y el calor del sol en su piel.

- La meditación es la práctica de centrarse sobre un objeto o un único punto de conciencia.

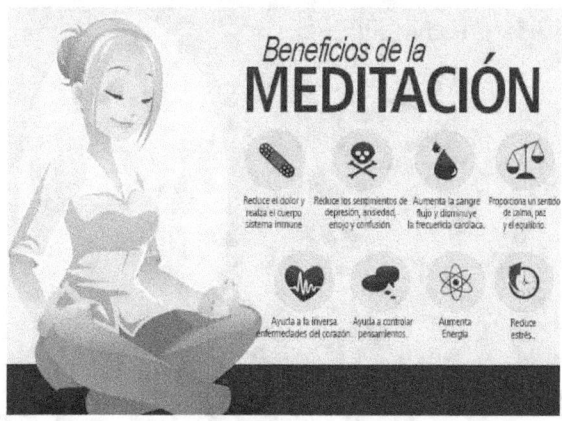

Fig: Beneficios de la meditación incluyen mejorar el flujo de sangre

La práctica regular de meditación puede dar calma y unidad, la quietud de la mente, paz interior, felicidad y estabilidad emocional, mayor claridad, mayor concentración y foco, aumento de la vitalidad y rejuvenecimiento, mejor memoria y capacidad de aprendizaje.

La meditación disminuye los efectos negativos del estrés, la ansiedad y la depresión. Hacerlo, la meditación lleva a una reducción en la probabilidad de experimentar cualquier corazón enfermedades relacionadas.

- El yoga es una disciplina común que permite a las personas a practicar la meditación como ejercicio. El tipo de yoga que usted escoge la práctica es una preferencia individual.

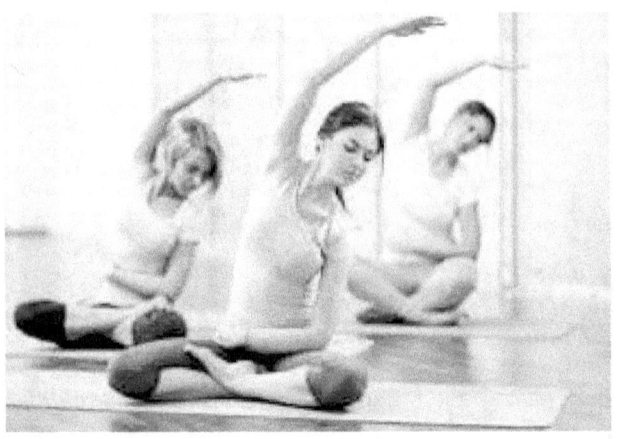

Fig: El Yoga es un tipo de relajación y ejercicio que beneficia al sistema cardiovascular

Las diferencias mienten en realidad que algunos sostienen las posturas más largo mientras que otros se mueven a través de las posturas más rápidas. Algunos estilos se centran en la alineación del cuerpo, otros difieren en el ritmo y la variedad de posturas, meditación y realización espiritual.

Por lo tanto usted debe elegir el estilo de Yoga dependen de necesidades psicológicas y físicas. En nuestro caso, estilos de yoga que se enfocan en ayudar a controlar la presión arterial alta.

Otros tipos de técnicas de relajación son:

- Biofeedback

- Hipnosis

- Masaje

- Respiración profunda

- Tai chi

- La terapia de la música y el arte

En general los beneficios de la relajación a los pacientes de la hipertensión arterial incluyen:

a) bajar la presión arterial

b) frenar la frecuencia cardíaca

actividad c) reducción de hormonas de estrés

d) aumentando el flujo sanguíneo a los músculos principales

e) desacelerando su ritmo de respiración

Ver más libros de

YATES DE ARNOLD

Culturismo: Cómo construir fácilmente los músculos y mantener permanentemente a masa: 10 X los resultados y desarrollar el físico que desea.

Dieta Atkins: Perder peso y sentirse bien, contiene consejos y recetas

Gimnasia para principiantes: una guía de principiantes para entrenamiento del peso del cuerpo

Conclusión

La presión arterial es tal vez el mejor indicador de salud cardiovascular en general. Personas con presión arterial alta son a menudo en un riesgo significativamente mayor de enfermedad renal crónica, insuficiencia cardíaca, accidente cerebrovascular y daño a las arterias que puede causar un ataque al corazón.

Gestión y prevención de la hipertensión arterial no son una opción. Llaman a las dos tareas para comprensión de las causas y tomar decisiones inteligentes acerca de los factores bajo su control.

La medida más eficaz y sostenible para la prevención y tratamiento de la hipertensión es a través de cambios de estilo de vida. Sin embargo no es tarea fácil en comparación con hacer estallar una píldora.

Quizás, lo más importante es que usted debe encontrar la motivación personal y la determinación necesaria para ver a través de los cambios de estilo de vida necesario. Más vale prevenir que curar.

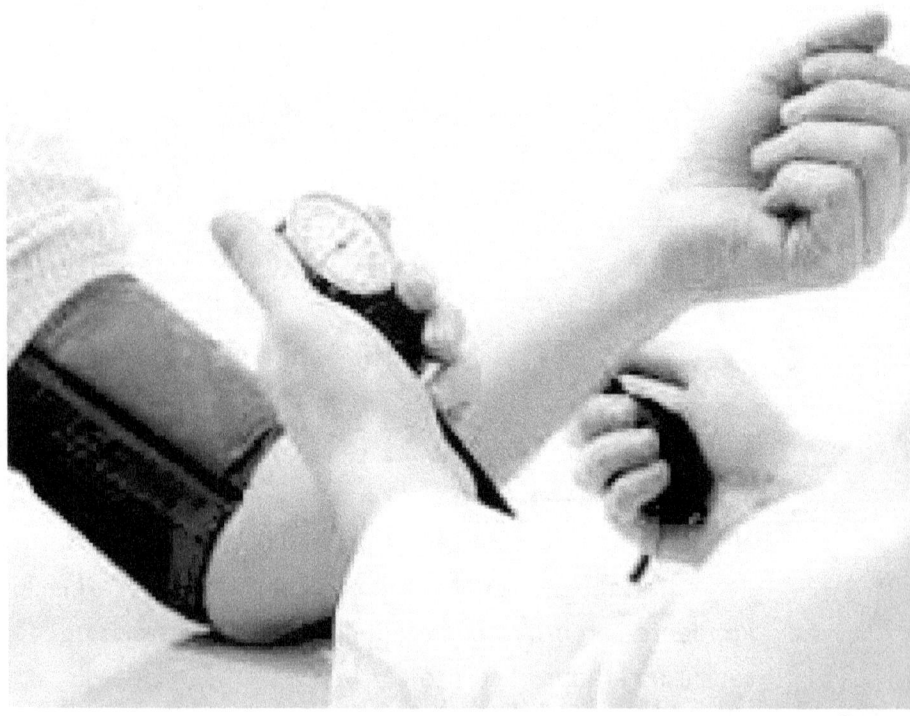

Fig: Controles regulares la presión arterial ayuda a prevenir la hipertensión arterial

Por último, visitas regulares a su médico asegurarán de que la diagnosis temprana y el manejo de la hipertensión arterial. Las visitas al médico deben hacerse aunque se sienta generalmente saludable. El médico le ayudará a identificar factores de riesgo en la situación de que no tienen la enfermedad y recomendar cambios de estilo de vida para prevenir la aparición. Recuerde que la hipertensión arterial es también conocida como el asesino silencioso ya que pueden pasar inadvertido durante mucho tiempo.